AF503283

ŒDÈME CHRONIQUE

DES

PAUPIÈRES

CONSÉCUTIF A UN ECZÉMA

DE LA

LÈVRE SUPÉRIEURE ET DES FOSSES NASALES

Par le Dr A. VÉRITÉ

Médecin aux Eaux de La Bourboule.

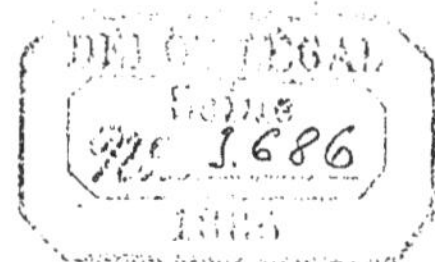

Note lue à l'Académie de médecine dans la séance du 15 avril 1884.

PARIS

ASSELIN ET Cie, LIBRAIRES DE LA FACULTÉ DE MÉDECINE

ET DE LA SOCIÉTÉ CENTRALE DE MÉDECINE VÉTÉRINAIRE

Place de l'École-de-Médecine

1885

ŒDÈME CHRONIQUE

DES

PAUPIÈRES

CONSÉCUTIF A UN ECZÉMA

DE LA

LÈVRE SUPÉRIEURE ET DES FOSSES NASALES

Par le Dr A. VÉRITÉ

Médecin aux Eaux de La Bourboule.

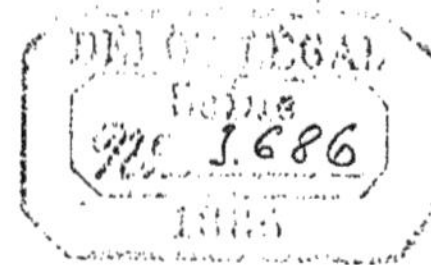

Note lue à l'Académie de médecine dans la séance du 15 avril 1884.

PARIS

ASSELIN ET Cie, LIBRAIRES DE LA FACULTÉ DE MÉDECINE

ET DE LA SOCIÉTÉ CENTRALE DE MÉDECINE VÉTÉRINAIRE

Place de l'École-de-Médecine

1885

TRAVAUX DU Dr A. VÉRITÉ

De la guérison des fractures du rocher (Thèse inaugurale, 1867 mention honorable).

Traitement de l'eczéma et du psoriasis aux eaux arsenicales de la Bourboule (*Ann. de la Soc. d'hydrologie médicale*, t. XX).

De l'eczéma anal (*Bulletin de la Société de médecine pratique*, 1875 *France médicale*, 1875, n°s 51 et 53).

Psoriasis superunguéal (Compte rendu du Congrès médical de Bruxelles, 1875).

De l'enveloppement par la toile de caoutchouc vulganisé dans le traitement de l'eczéma (*Mouvement médical*, avril 1876).

Cours de pathologie cutanée professé à l'École pratique de la Faculté de Paris, 1876-77. Leçon d'ouverture. A. Delahaye et Lecrosnier, éditeurs.

Des éruptions thermales. — Leur signification aux eaux de la Bourboule. (*Ann. de la Soc. d'hydrologie médicale*, t. XXI).

Note sur la Bourboule. (*Ann. de la Soc. d'hydrologie*, t. XXIV).

Concrétions muqueuses de la partie postérieure des fosses nasales (Communication à la Société de chirurgie, 1881).

Acné kéloïdique (Note lue à l'Académie de médecine).

728. — Paris. — Imp. Georges GUILLOIS, 3, rue Madame.

ŒDÈME CHRONIQUE DES PAUPIÈRES

CONSÉCUTIF A UN ECZÉMA

DE LA LÈVRE SUPÉRIEURE ET DES FOSSES NASALES

J'ai l'honneur de mettre sous les yeux de l'Académie le dessin d'un cas d'œdème chronique des paupières.

C'est le second cas qu'il m'est donné d'observer. Le premier est celui d'un malade qui m'a été adressé à La Bourboule, en 1880, par notre regretté collègue M. Hillairet; je dois à l'obligeance de M. Fournier d'avoir pu observer celui-ci.

M. Hillairet avait délivré l'ordonnance suivante :

Œdème dur — lupeux — du nez et des joues et infiltration consécutive des paupières.

Inflammation chronique de la pituitaire.

1° Placer tous les soirs sur le nez et les joues un cataplasme d'amidon cuit et refroidi qu'on gardera toute la nuit.

2° Le matin, en se levant, renouveler le cataplasme, mais s'il n'est possible de le conserver, faire une onction sur les parties malades avec le glycérolé d'amidon qu'on essuiera après huit à dix minutes.

3° Tous les jours, une douche de vapeur sur les parties malades pendant dix minutes; — pendant la durée de la douche et après, on malaxera les parties dures des joues ainsi que le nez.

4° Faire matin et soir une injection dans les fosses nasales avec la décoction de feuille de noyer tiède, additionnée d'une cuillerée à bouche de solution d'acide phénique au 1/200e pour une verrée de décoction.

5o Plus tard, si la sécrétion des croûtes persiste, faire sur toute la muqueuse des fosses nasales un badigeonnage avec la solution de nitrate d'argent au cinquième.

6o Prendre tous les matins, au moment du repas, une cuillerée à bouche de cette solution :

♃ Eau distillée. . . . . 250 grammes.
Arséniate de soude. . . . . 10 centigr.

Et chaque jour, deux tasses d'infusion de houblon sucrée avec le sirop de saponaire.

Bon régime substantiel, mais éviter les viandes de charcuterie, les poissons de mer, les coquillages, les crustacés ainsi que les liqueurs alcooliques; un peu de café est permis.

Éviter également les fatigues de toute sorte et les excès de travaux intellectuels.

Dans une lettre qui suivit cette ordonnance, M. Hillairet recommande les eaux chlorurées sodiques arsenicales, « en tête desquelles, écrit-il, se trouvent celles de La Bourboule ». Il ajoute : « Plus tard, si contre mon attente, les eaux ne donnaient « pas une satisfaction complète, nous verrions à employer les « scarifications, si toutefois vous vous y décidez. »

Le malade, dont l'affection remontait à plus de dix ans, présentait une bouffissure générale du visage, de l'endurcissement de la peau des joues et du nez, sans changement de coloration. Les paupières, plus rouges qu'à l'état normal, formaient des poches retombant sur les joues et donnaient, au toucher, une sensation de mollesse gélatineuse. A première vue, on aurait dit un érysipèle, et je ne doute pas que ce ne soit à cet œdème que certains auteurs ont donné le nom d'*Erysipèle gélatiniforme*.

L'urine ne contenait pas d'albumine. La longue durée de la maladie, l'absence de fièvre, écartaient cette idée d'érysipèle. On ne pouvait pas davantage conserver la qualification de lupeux que M. Hillairet avait donné à cet œdème ; on ne voyait ni les tubercules ni les ulcérations du lupus tuberculeux, ni les dépressions cicatricielles, ni les déchets épidermiques du lupus erythémateux.

Bazin et M. Hardy, consultés plusieurs années auparavant, avaient posé les diagnostics : Eczéma impétigineux de la lèvre supérieure et des fosses nasales (Bazin) ; Impétigo sycosiforme (Hardy). Le rapprochement de ces diagnostics, en m'indiquant les étapes de la maladie, m'a permis, je crois, de trouver l'enchaînement des phénomènes morbides. Cette pathogénie est confirmée par le second cas, celui que je présente en ce moment.

Chez ce malade, l'œdème des paupières a débuté il y a vingt ans et coïncidait alors avec des boutons siégeant à l'entrée des narines. Actuellement, ses paupières, la droite surtout, forment des poches qui tombent sur les joues et donnent au toucher une sensation de mollesse gélatineuse.

Le malade ayant eu dernièrement du larmoiement, le cathétérisme des conduits lacrymaux fut pratiqué à plusieurs reprises et provoqua la réapparition d'une poussée eczémateuse sur la lèvre supérieure, à l'ouverture des narines. Près des commissures labiales, l'inflammation eczémateuse a gagné les follicules pileux et l'affection simule le sycosis, mais on ne sent pas les nodosités que forme dans le sycosis le tissu cellulaire périfolliculaire. Il a aussi de l'eczéma sous les aisselles.

De la lèvre supérieure partent des traînées de sclérème qui gagnent les paupières.

Il n'y a pas d'albumine dans l'urine.

Je rappellerai qu'au début de l'eczéma, le derme n'est atteint que superficiellement ; mais, plus tard, si l'eczéma devient chronique, le chorion s'infiltre et s'épaissit. Cet épaississement ne se limite pas aux points qui sont le siège de l'eczéma, il les dépasse et forme parfois une zone de largeur inégale qui envoie des prolongements dans différentes directions.

L'eczéma impétigineux, ou l'impétigo sycosiforme de la lèvre supérieure, est d'une ténacité toute particulière. Il paraît souvent guéri en été, mais, l'hiver, il revient, entretenu qu'il est par les secrétions nasales. Examinez les narines du malade, vous apercevrez des boutons, et des excoriations de la pituitaire.

Deux causes peuvent donc contribuer à amener cet œdème chronique des paupières :

1° L'infiltration du derme, qui appartient en propre à l'eczéma, facilitée par la laxité du tissu cellulaire des paupières ;

2° La gêne de la circulation des paupières par suite de l'endurcissement de la peau des joues et de l'inflammation de la pituitaire.

Traitement. — J'ai conseillé l'usage de l'Eau arsenicale de la Bourboule à l'intérieur, le massage modéré des paupières pendant la pulvérisation et des irrigations nasales avec la même eau minérale.

J'ai revu le premier malade l'été dernier, et j'ai pu constater une amélioration notable.

Depuis cette communication j'ai vu dans le service de M. Ernest Besnier, à l'hôpital Saint-Louis, un cas d'eczéma nasal avec œdème consécutif de la lèvre supérieure.

Pour faciliter la résorption de l'œdème, M. Besnier profitant du point d'appui que donne le maxillaire supérieur, comprimait la lèvre supérieure à l'aide d'un petit morceau de toile attaché par deux liens derrière la tête.

M. Besnier insiste auprès de ses élèves sur l'importance de la *partie narinaire* des fosses nasales au point de vue du siège des dermatoses.

Ces éruptions étaient souvent considérées, avant notre communication, comme des coryzas simples.

DE L'ECZÉMA ANAL[1]

Par le Dr A. VÉRITÉ

Lorsque l'eczéma siège au pourtour de l'anus, on lui donne le nom d'eczéma anal.

Dans cette variété locale comme dans les autres, l'affection générique est caractérisée par des vésicules que l'on a rarement l'occasion d'observer, parce que le plus souvent leur contenu se résorbe, leur coque épidermique s'affaisse et produit des éminences papuleuses. D'autres vésicules se rompent, et le liquide qu'elles renferment se concrète rapidement, il en résulte des lamelles très fines, grisâtres ou jaunes, qui ressemblent aux écorces de bouleau. A vrai dire, les vésicules n'y sont reconnues que par ces débris; c'est un point délicat du diagnostic de l'eczéma, à part certains eczémas médicamenteux pathogénétiques, en exceptant aussi l'eczéma rubrum, c'est par exception que l'on assiste à la période vésiculeuse de cette affection.

Lorsque l'eczéma anal s'offre à notre examen, nous constatons d'ordinaire, sur une surface rouge ou rosée s'étendant de l'ouverture de l'anus jusqu'à quelques centimètres en dehors, des élevures lichénoïdes écorchées à leur sommet. Cette surface est parsemée de croûtelles fines, plus ou moins nombreuses suivant l'abondance du suintement. L'anus présente des plis plus

1. *France médicale*, 1875, nos 51 et 53.

accusés, œdématiés; les fentes qui séparent ces plis sont plus prononcées qu'à l'état normal; en déplissant l'anus, on voit des fissures profondes qui contiennent des croûtelles allongées, ou qui, « traversant l'épiderme, atteignent le derme sous-jacent. » (Hébra.)

L'affection n'est pas toujours limitée au pourtour de l'anus. Chez l'homme, elle gagne le périnée et le scrotum, et rejoint parfois un placard nummulaire à la région sacrée; chez la femme, l'eczéma s'avance jusqu'à la vulve et à la partie interne des cuisses. Il est naturel surtout dans la région génito-anale, qui est le siège d'un développement considérable du système glandulaire, que l'affection qui nous occupe s'accompagne d'un état continuel d'humidité. C'est ce qui a lieu, mais il ne faut pas confondre cette exhalation avec le suintement si abondant de certains eczémas qui siègent d'une façon symétrique sur les membres. En un mot, le suintement provient peu de l'eczéma lui-même. L'eczéma anal est un eczéma sec, situé dans un lieu d'humidité. J'insiste sur ce point, parce que je devrai le rappeler à propos de la nature de l'eczéma anal.

« A l'orifice anal, dit mon illustre maître Bazin, l'eczéma est souvent précédé, longtemps à l'avance, d'un simple prurit; une fois développé, le contact de la sueur et le passage des matières fécales sont autant de causes qui en expliquent la ténacité. » (Bazin, *Arthritides vulgaires*, p. 241.)

Sur la peau de la région génito-anale atteinte d'eczéma il y a des picotements, de la chaleur, de la tension, et la muqueuse de l'anus est le siège d'un prurit intense qui est parfois épouvantable. Survenant surtout la nuit, il jette les malades dans l'insomnie; ceux-ci éprouvent alors un besoin invincible de se gratter. Pour se livrer aux grattages, les malades, prenant un point d'appui sur les tubérosités ischiatiques, cherchent à faire saillir la muqueuse qui est le siège de leur prurit violent, de « leurs dévoraisons, » suivant l'expression d'un des malades que j'ai observés.

Lorsque toute la muqueuse prurigineuse n'a pu être atteinte, les malades ont recours à un autre moyen. Ils introduisent les doigts dans le rectum et comme non-seulement le grattage, mais la pression exercée sur la muqueuse les soulage, ils laissent deux ou trois doigts dans le rectum pendant quelques minutes, et produisent une titillation de la muqueuse de cet intestin. Il survient alors un phénomène digne de remarque; à la suite de cette attrition, de ce grattage, il se produit un petit suintement séreux; alors les malades se sentent soulagés et s'endorment. Dès qu'ils sont parvenus ainsi à calmer leur souffrance, il devient presque impossible de les faire renoncer à ce moyen bizarre qui n'est pas sans danger, car il s'accompagne de pollutions.

Alibert cite le cas d'un habitant d'Arras qui vint le consulter. « Il avait une émission de liqueur séminale quand il cherchait à apaiser le prurit violent qu'excitait, à la marge de l'anus, la présence d'une dartre miliaire » (Alibert, *Discours préliminaire.*) Lorry raconte qu'un sexagénaire éprouvait une démangeaison insupportable à la cuisse et en se grattant il ne tardait pas à être affaibli par une éjaculation abondante. On peut supposer que cet eczéma de la cuisse existait, ainsi qu'il arrive souvent, en même temps qu'un prurit anal que le malade de Lorry calmait, comme nous l'avons indiqué plus haut.

Les malades exposent peu volontiers leur procédé pour atteindre la muqueuse. Je me souviens que mon ami le Dr Lannelongue, qui était interne du service de M. Cusco, alors que j'y étais comme externe, obtint d'un marin l'aveu qu'il obéissait à une impulsion irrésistible en s'introduisant toutes les nuits les doigts dans le rectum, il parvenait ainsi à provoquer une éjaculation comme le malade cité par Alibert.

J'ai vu dans le service de M. le professeur Hardy, à Saint-

Louis, le nommé P.. (Jean), carrier, âgé de 62 ans, qui avait, depuis dix ans, un eczéma anal qu'il calmait par l'introduction réitérée des doigts, en provoquant le petit suintement séreux dont j'ai parlé plus haut.

En faisant saillir la muqueuse, en pratiquant des tiraillements autour de l'ouverture anale, ou bien en la repoussant lorsqu'ils n'ont pas pu atteindre la portion qui est le siége du prurit, les malades finissent par produire des désordres fort analogues à ceux que les médecins légistes ont donnés comme caractéristiques de la pédérastie passive. Un infundibulum, des fissures, des crêtes, la forme semi-sphérique remplacée par un plan qui va des tubérosités ischiatiques à l'anus sont, dans les deux cas, le résultat de traumatisme.

C'est là une cause possible d'erreur grave dont on doit tenir grand compte dans les expertises de médecine légale.

Je ne l'ai pas vue signalée par les auteurs.

Chez la femme, l'eczéma anal s'accompagne souvent d'érythème des grandes lèvres et de prurit vulvaire.

Il ne faut pas omettre dans ces cas de faire l'examen au spéculum, qui permettra souvent de constater une desquamation épithéliale du col. Ajoutons que c'est au moment de la ménopause que l'eczéma anal survient d'ordinaire.

Nature de l'affection. — L'eczéma anal est de nature arthritique. C'est même une arthritide des plus fréquentes, puisque Bazin, sur 170 malades pris au hasard, a vu l'affection cutanée arthritique occuper l'anus et les parties sexuelles 46 fois.

La nature arthritique de l'eczéma anal est prouvée par sa ténacité, par sa sécheresse relative, si on le compare à l'eczéma dartreux, par son existence fréquente chez des arthritiques. « Le prurit de l'anus s'observe assez fréquemment chez les goutteux dit Garrod (page 578, édition de Charcot, traduction d'Ollivier).

Ces malades ont souvent des hémorrhoïdes, apanage fréquent de l'arthritis. Aussi a-t-on donné parfois à l'eczéma anal le nom d'eczéma hémorrhoïdal.

C'est une dénomination que je rappelle à titre d'indication historique, mais qui ne doit pas être reprise, car elle peut entraîner de la confusion, confusion ou erreur très communes à propos des lésions cutanées qui accompagnent les varices, que l'on appelle eczéma variqueux et qui n'ont pas les caractères de l'eczéma. Lorsque la circulation veineuse est entravée sur un point, le chorion s'infiltre, s'épaissit là où se rendent les ramifications veineuses.

L'épiderme ne se reproduit plus régulièrement ; le pigment, au contraire, est produit d'une façon excessive.

Il en résulte une teinte bleuâtre, puis noire, une exsudation et des lambeaux d'épiderme qui sont imprégnés de sérosité ; mais il n'y a pas d'eczéma.

Cette distinction est des plus importantes ; administrer les arsenicaux ou les alcalins contre ces lésions de la peau, est absolument inutile.

La peau n'est malade que consécutivement, ce sont les varices qu'il faut combattre. A l'anus, il se passe les mêmes faits lorsque des hémorrhoïdes ont entravé la circulation veineuse de la peau du pourtour anal. La muqueuse est d'un bleu sombre, la sérosité se fait jour à travers le chorion hyperémié, l'épiderme se décolle, il y a de la dermite, il n'y a pas d'eczéma.

Traitement. — C'est au traitement alcalin qu'il faut d'abord avoir recours.

Suivant la formule de Bazin, on fera prendre matin et soir, une heure avant le repas, une cuillerée à soupe du sirop suivant

Sirop de fumeterre ou de saponaire. . . 500 grammes.

Bicarbonate de soude. . . . . 6 à 8 —

Comme topique, le savant dermatologiste conseille dans l'eczéma arthritique la pommade au sulfate de fer.

Sulfate de fer. . . . . 40 à 50 centigr.

Cétine. . . . . 4 grammes.

Axonge. . . . . 30 —

Après avoir administré le bicarbonate de soude, M. Hardy a eu recours à l'arsenic.

Je suis parvenu, chez un malade à La Bourboule, à faire disparaître une éruption d'eczéma anal, mais le prurit a persisté. Contre ce prurit, M. Hardy ordonne de la glycérine dans laquelle on dissout un peu de nitrate de mercure. Les solutions de sublimé, le précipité blanc, peuvent être aussi employés contre le prurit qui est doublement fâcheux, et par la douleur et par l'augmentation de l'eczéma qu'il entraîne.

Souvent on ne parvient qu'à diminuer l'eczéma anal, il faut prévenir les malades de la tenacité de leur mal et les mettre en garde contre les topiques irritants qu'ils seront enclins à employer, et qui trop souvent augmentent la persistance de l'eczéma anal.

En cas d'hémorrhoïdes, c'est au piper capsicum, aux lavements surtout, qu'il faut recourir pour ne pas laisser les fèces augmenter encore la gêne de la circulation veineuse.

Ces divers moyens de traitement auxquels nous pouvons ajouter des lotions avec une solution de bromure de potassium et l'administration interne de ce médicament, ne sont pas toujours suivis de succès. Heureux les malades, si des oxyures vermiculaires étaient la cause des démangeaisons anales, leur évacuation peut faire cesser le prurit. La prédominance du ténesme et des épreintes doit faire songer aux oxyures vermiculaires. Il ne faut pas toujours compter sur la guérison de l'eczéma anal après qu'on les a chassés; ces vers n'ont agi souvent qu'en qualité de cause occasionnelle, en appelant à la marge de l'anus une manifestation diathésique. On devra dans ces cas instituer un traitement général après l'administration des anthelminthiques.

Pronostic. — Les affections qui ont pour siège la région génito-anale s'accompagnent d'une hypochondrie particulière, de tristesse, d'une sorte de honte. En public, ne pouvant se livrer aux grattages, lorsqu'ils ressentent des démangeaisons, les malades atteints d'eczéma anal se remuent s'ils sont assis, et font, à leur insu, des mouvements qui ont pour but d'apaiser le prurit, ou cherchent à se tenir à l'écart.

Quand l'affection a duré un certain temps, les préoccupations que leur a causées souvent leur mal deviennent constantes et la physionomie les reflète.

Il en résulte, pour certains malades, atteints d'eczéma anal, une allure timorée qui n'est pas sans analogie avec celle des masturbateurs ou des individus qui ont des pertes séminales. Il faut connaître ce résultat de la contrainte à laquelle les malades sont tenus lorsqu'ils ne peuvent pas se gratter et ne pas prendre pour le cachet d'un vice le facies et l'habitus qu'on rencontre chez ces eczémateux. Dans les expertises de médecine légale, l'erreur est d'autant plus facile à commettre que ce facies coexiste avec les déformations anales.

Valleix indique que l'eczéma de l'anus porte les malades « à des idées de tristesse et même de suicide (1). »

Sans atteindre un état mental aussi grave, les malades sont amenés parfois à des conceptions étranges sur la cause de leur

1. Valleix. *Guide du médecin praticien*, 5e édition, p. 435.

mal, par l'inefficacité des divers traitements qu'ils ont employés. Mon ami le Dr Cousin a donné ses soins à un malade atteint d'eczéma anal qui avait essayé de toutes les médications sans résultat, et ne voulait depuis aucun traitement pour son éruption. Appelé près de ce malade pour un accès d'asthme, le Dr Cousin le trouva couché tout nu, sur une espèce de longue brosse qu'il s'était fait faire. Cette couche des plus dures avait pour but, dans l'esprit du malade, de faciliter l'écoulement du fluide électrique seule cause de ses maux. Il comparait à des étincelles les élancements qu'il éprouvait dans le rectum et au pourtour de l'anus, et il pensait que l'électricité s'échappait par les pointes du paillasson sur lequel il couchait.

Terminons ce travail par deux faits qui empêcheront de trouver trop sombre le tableau que nous avons tracé de l'eczéma anal.

Cette affection diminue, disparaît même parfois sans autre cause que la marche de la maladie générale qui l'a produite.

Malgré la fréquence relative du cancer du rectum, malgré la nature arthritique de l'eczéma anal, la dégénérescence cancéreuse de cette éruption est un fait exceptionnel.

LA BOURBOULE

STATION THERMALE SITUÉE EN AUVERGNE, A 6 KILOMÈTRES
DE L'ÉTABLISSEMENT THERMAL DU MONT-DORE

Département du Puy-de-Dôme. — Ligne de Clermont-Ferrand à Tulle
(Gare de Laqueuille.)

Les eaux de la Bourboule sont très chaudes, 60 degrés centigrades ou 140 degrés Fahrenheit.

La caractéristique des eaux de la Bourboule est leur composition unique et la grande quantité d'arsenic qu'elles contiennent.

Un litre d'eau de la Bourboule contient, d'après les analyses officielles de MM. Lefort et Bouis, 0 gr. 028 (vingt huit milligrammes) d'arséniate de soude par litre.

Ces eaux contiennent aussi une notable proportion de chlorure de sodium.

Altitude. — 848 mètres au-dessus du niveau de la mer.

INDICATIONS

Maladies chroniques de la peau, spécialement l'Eczéma, le Psoriasis et le Lupus.

Affections herpétiques. — Quel que soit leur siège.

Scrofule. — Ecrouelles, adénopathies bronchiques; tumeurs blanches; abcès froids; trajets fistuleux.

Phthisie pulmonaire. — Surtout chez les jeunes lymphatiques et chez les adultes arthritiques.

Impaludisme. — Malaria, fièvre des pays chauds.

Diabète.

Anémies.

CONTRE-INDICATIONS

Congestions actives du foie.

Affections des reins.

Maladies du cœur.

MM. J. LEFORT ET BOUIS

	gr.
Résidu par litre	4,038
Arsenic métallique	0,00705
Acide carbonique libre et combiné	1,7654
— chlorhydrique	1,8517
— sulfurique	0,1175
— arsénique	0,01001
— silicique	0,1200
Soude	2,4121
Potasse	0,1025
Lithine	indiquée
Chaux	0,0739
Magnésie	0,0135
Alumine	indices
Péroxyde de fer	0,0021
Oxyde de manganèse	traces
Matière organique	indices
	[illegible]

Arsenic métallique
Ou acide arsénique
Ou arséniate de soude du C...
Acide carbonique libre
Chlorure de sodium
— de potassium
— de lithium
— de magnésium
Bicarbonate de soude
— de chaux
— de magnésie
— de protoxyde de...
Sulfate de soude
Péroxyde de fer
Oxyde de magnèse
Acide silicique
Alumine
Matière organique

www.ingramcontent.com/pod-product-compliance
Ingram Content Group UK Ltd.
Pitfield, Milton Keynes, MK11 3LW, UK
UKHW021152230726
13926UKWH00001B/59